Ce que chacun doit savoir

PETIT TRAITÉ

DE

CHIRURGIE PUBLIQUE D'URGENCE

à l'usage de tout le monde

PAR

UN MÉDECIN DE CAMPAGNE

Prix : 0,65

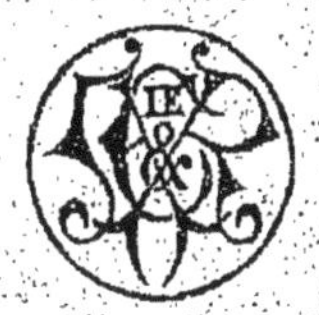

LYON

STOREY ET Cⁱᵉ, IMPRIMEURS-ÉDITEURS

4, RUE GENTIL, 4

—

1904

Ce que chacun doit savoir

PETIT TRAITÉ

DE

CHIRURGIE PUBLIQUE D'URGENCE

à l'usage de tout le monde

PAR

UN MÉDECIN DE CAMPAGNE

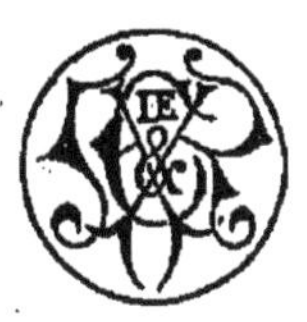

LYON

A. REY ET Cⁱᵉ, IMPRIMEURS-ÉDITEURS

4, RUE GENTIL, 4

1904

Ce que chacun doit savoir

PETIT TRAITÉ

DE

CHIRURGIE PUBLIQUE D'URGENCE

à l'usage de tout le monde

PRÉFACE

Ce petit livre ne comprend que quelques chapitres. Il a pour but, sans employer aucun terme médical, d'étudier les quelques cas de la vie courante où, en présence d'un accident, n'importe qui peut, avec du sang-froid et bien peu de savoir :

1° Eviter l'affolement toujours nuisible et presque inévitable dans ces occasions ;

2° Rendre service à son semblable en attendant l'arrivée du médecin et parfois lui sauver la vie.

Cette personne de sang-froid saura : préserver le malade de toute tentative dangereuse de la part de gens inexpérimentés, le mettre à l'abri dans un endroit propice et pourra :

Arrêter une hémorragie,

Coucher un malade qui aura une syncope,

Pratiquer la respiration artificielle chez un noyé,

Faire vomir un empoisonné,

Immobiliser un membre cassé ou luxé,

Et enfin transporter le malade chez lui ou à l'hôpital.

NOTA. — Nous ne répéterons pas à chaque instant, en tête ou à la fin de chaque chapitre : « on fera appeler immédiatement un médecin », le fait est sous-entendu.

Chapitre premier

PLAIES ET HÉMORRAGIES

Les plaies sont des blessures qui saignent : Coupures, piqûres, coups de feu. Ces plaies peuvent occasionner des accidents graves, parfois mortels, si elles ne sont pas soignées avec la plus grande propreté. Il est donc dangereux de les toucher avec les mains dangereux également d'y introduire quoi que ce soit : chiffons, café en poudre, tabac à priser, toiles d'araignée, sous prétexte d'arrêter le sang ou de les guérir ; et cela à cause de toutes les malpropretés que ces substances contiennent.

Si la plaie saigne peu, le premier venu peut, après s'être nettoyé les mains pendant quelques minutes à l'eau et au savon, laver simplement la plaie avec de l'eau bouillie et appliquer dessus, pour la protéger, des compresses bouillies. Dans ce but, on met sur le feu une marmite ou une casserole propre, contenant de l'eau et quelques mouchoirs ou serviettes lessivées, propres. On fait bouillir le tout et on maintient l'ébullition pendant un quart d'heure. Au bout de ce temps, on retire la marmite du feu et on laisse refroidir. On peut faire refroidir plus rapidement un peu de cette eau bouillie dans un bol propre. Quand l'eau n'est plus trop chaude, on s'en sert pour laver ou nettoyer la plaie, surtout si elle contient des souillures, de la terre; puis on retire de l'eau les serviettes et après les avoir exprimées, chaudes encore, on les applique en compresses sur la plaie. Une bande ou une simple serviette servira à les fixer pour constituer ainsi le pansement d'attente.

Si le temps presse ou qu'il soit impossible d'avoir de l'eau bouillie, on se sert d'eau propre, claire, de source ou de fontaine, dans laquelle on peut mettre dissoudre un peu de savon, et on opère comme précédemment.

Mais si le **sang coule abondamment** de la plaie, s'il y a une forte hémorragie, si l'on craint qu'une artère importante soit blessée, il faut immédiatement élever le membre qui saigne ; et instinctivement, tout de suite entourer le membre avec les deux mains en l'empoignant et en le serrant fortement au-dessus de la plaie, c'est-à-dire entre la plaie et le tronc de manière à comprimer l'artère. Et tout de suite aussi, avec un lien quelconque un peu épais (serviette roulée, bande de vêtement déchiré), on entoure le membre, on serre et on noue. Sous le nœud on introduit un bout de bois ou une tige rigide quelconque, et on la tourne en tordant le lien pour serrer davantage et faire garrot (figure 1). Le

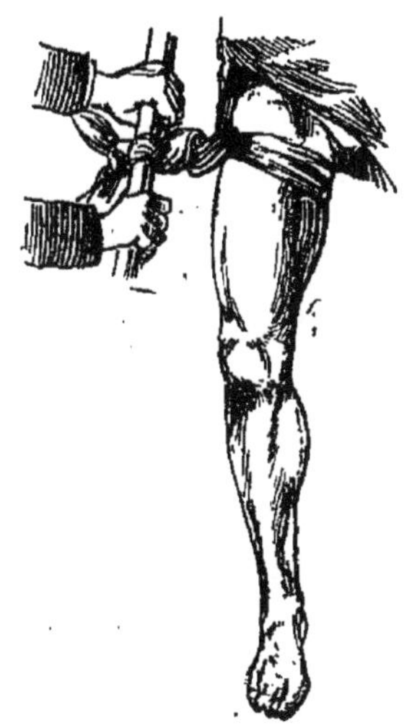

Fig. 1. — Garrot.

sang s'est ainsi arrêté sans qu'on ait touché à la plaie. On peut alors la laver avec de l'eau bouillie et la recouvrir de compresses bouillies pour faire un pansement d'attente ; mais on se hâtera d'appeler le médecin ou de transporter le malade auprès de lui, car le garrot qui resterait trop longtemps pourrait amener de la gangrène.

Pour les **plaies de la tête et du tronc**, on se contente du lavage à l'eau bouillie suivi de l'application de compresses bouillies.

Nous avons dit qu'il ne faut jamais toucher à la plaie ; il n'y a exception que pour **les très grandes plaies**, par exemple quand un membre est déchiré ou arraché en entier ou en grande partie, et qu'on voit le sang s'échapper à flots de la blessure. Là, celui qui, à l'instant même, enfonce son poing ou ses deux poings dans la plaie pour arrêter le sang, peut seul sauver le blessé.

Hémorragies par le nez. — Si le sang coule abondamment par le nez, on recommande au malade d'éviter de se moucher, de se gratter le nez. On lui fait lever les bras en l'air, on lui applique des compresses très froides sur le front et sur le nez, et on lui recommande l'immobilité. Si l'on possède une seringue on fait de grands lavages en injectant doucement dans les narines de l'eau aussi chaude qu'on peut la supporter.

Si ces moyens sont insuffisants, on introduit délicatement dans la narine, soit du coton, soit le coin d'un linge fin ou d'un mouchoir propre qu'on pousse doucement et petit à petit à l'aide d'un crayon ou d'une petite tige de bois non pointue ; cette sorte de tampon sera laissée dans la narine ; et le nez sera encore comprimé entre les doigts.

Presque toujours le sang s'arrête de couler.

Chapitre II. — FRACTURES

La fracture est un os cassé. — Quelqu'un vient de se casser la jambe, le bras, en pleine campagne, dans un endroit où il lui est impossible de rester et d'où il faut, par conséquent, le transporter vers le médecin. Tout le monde peut lui placer son membre cassé dans une position telle qu'il peut effectuer ce voyage, sans trop souffrir d'abord et ensuite sans risquer d'aggraver son mal, par exemple si un fragment de l'os brisé venait à traverser la peau ; mais jamais on n'essayera de réduire la fracture. Les moyens indiqués n'ont pour but que d'empêcher les mouvements des fragments de l'os cassé.

Ce qui fait penser que l'os est cassé, c'est d'abord la vue du membre qui ne paraît plus droit et qui forme parfois un angle au niveau de la fracture. C'est le blessé qui a souvent entendu craquer au moment où la fracture s'est produite; il ne peut soulever son membre lui-même et, quand on le lui déplace, on sent des craquements osseux, et on remarque que le membre cassé se prête à certains mouvements que n'opère jamais un membre sain. Mais il faut éviter tout mouvement du membre.

D'ailleurs, si l'on n'est pas sûr que l'os soit cassé, si l'on doute, on agit comme si la fracture existait réellement.

FRACTURES DU MEMBRE SUPÉRIEUR

Si c'est dans **la main ou dans l'avant-bras** que se trouve la fracture, il suffit, sans défaire les vêtements, de soutenir l'avant-bras au moyen d'un mouchoir ou d'une serviette pliée en deux, dans le sens de la longueur, et fixée aux vêtements par des épingles, de façon à former une anse dans laquelle sont engagés la main, le poignet et l'avant-bras (fig. 2).

On peut, dans ce cas, se servir également d'une écharpe nouée derrière le cou. On emploie une serviette ou un mouchoir assez grand, plié en deux, suivant la diagonale, de façon à former un triangle (fig. 3).

Pour l'appliquer, on place l'un des bouts

sur l'épaule du côté malade, l'autre bout pend
devant la poitrine et, tandis que l'écharpe est

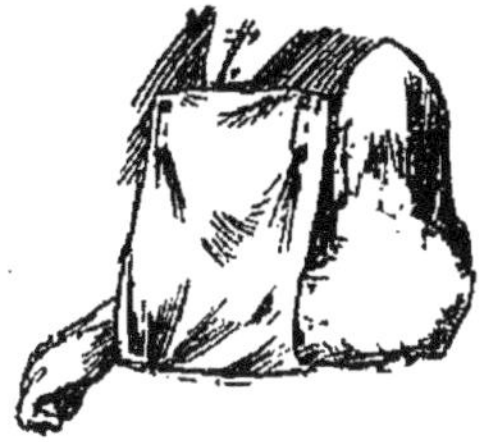

FIG. 2. — Moyen de sou-
tenir une main ou un
avant-bras blessés.

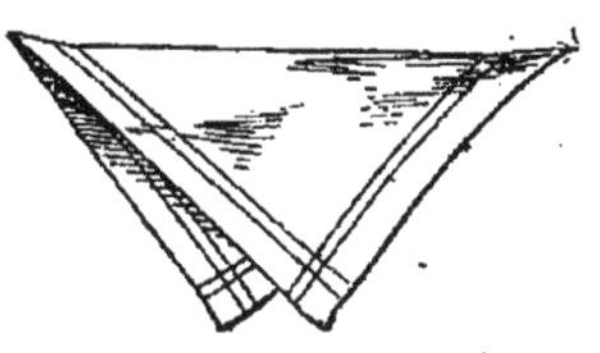

FIG. 3. — Mouchoir plié
en deux.

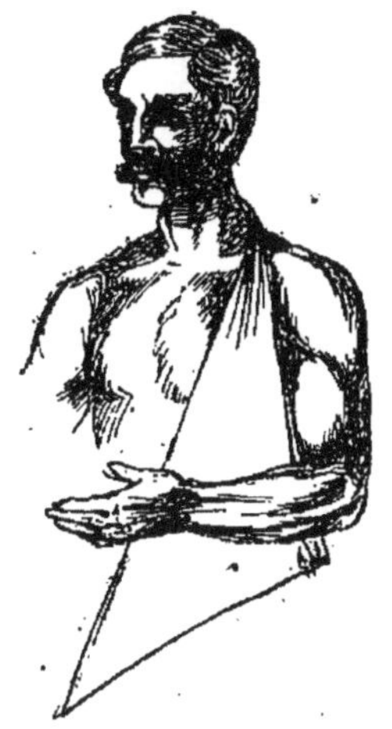

FIG. 4. — 1er Temps[1].

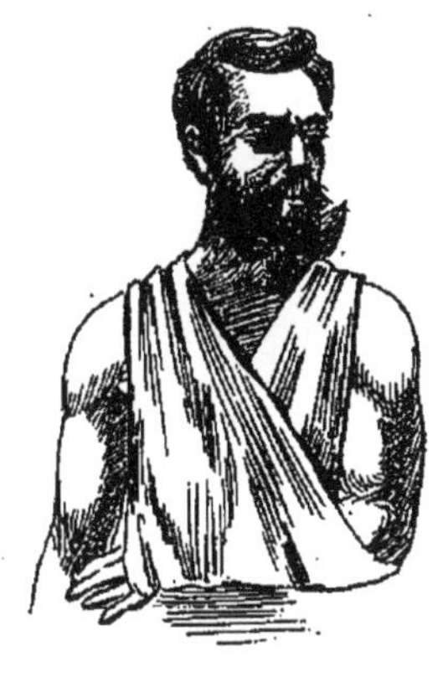

FIG. 5. — 2o Temps.
L'écharpe est placée

Écharpe qui soutient une main ou un avant-bras blessés.

[1] Pour faire ressortir plus clairement les différents
bandages, et éviter la confusion qui aurait pu se
produire avec les vêtements, on a supprimé ces der-
niers ; mais il est bien entendu, comme il est dit

maintenue dans cette position, on plie le bras blessé sur elle. C'est le 1er temps (fig. 4). On relève ensuite le bout inférieur de l'écharpe par dessus l'avant-bras et on vient le nouer derrière le cou avec l'autre bout, en le faisant passer sur l'épaule opposée. C'est le 2e temps (fig. 5).

Si c'est le bras qui est fracturé, on l'ap-

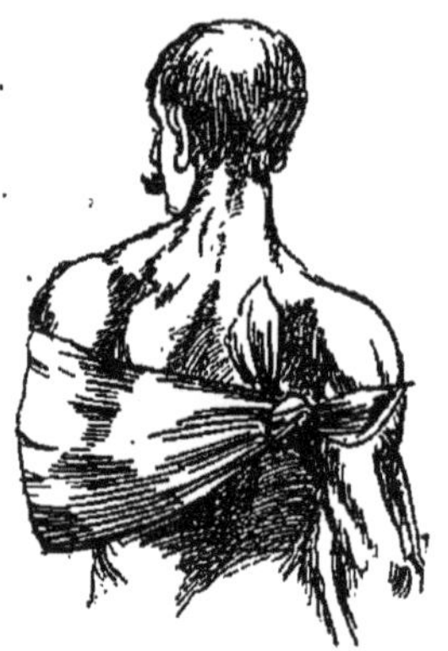

FIG. 6. — La serviette qui fixe le bras est placée.

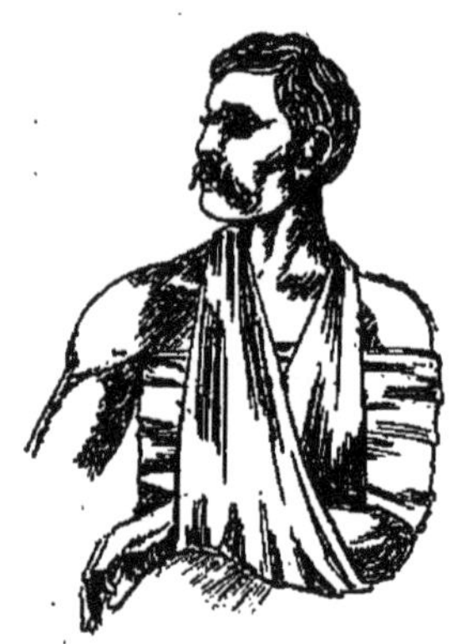

FIG. 7. — On a relevé l'avant-bras qui est maintenu par une écharpe.

plique le long du corps, et on le tient fixé ainsi contre le tronc avec une serviette ou une ceinture qui l'entoure avec le corps et qu'on maintient en la nouant en arrière. Enfin,

dans le texte, qu'en aucun cas les vêtements ne doivent être enlevés.

on suspend, comme précédemment, l'avant-bras par une serviette ou écharpe, nouée autour du cou (fig. 6 et 7).

Si c'est un **os de l'épaule** qui est cassé, on place de même une écharpe qui soutient l'avant-bras et le bras et qu'on noue autour du cou, comme précédemment. On évite ainsi la douleur produite par le poids du bras.

FRACTURES DU MEMBRE INFÉRIEUR

Quand c'est le membre inférieur, jambe ou cuisse, qui est cassé, on tâche de l'appliquer tout doucement, sans enlever aucun vêtement,

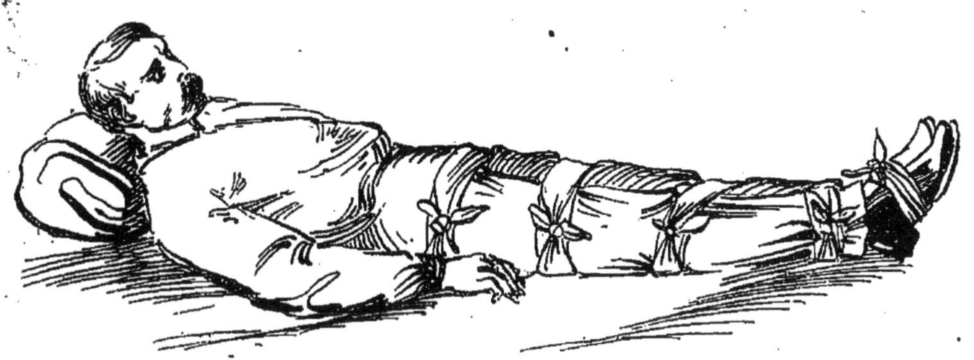

FIG. 8. — Fracture du membre inférieur.

contre le membre sain qui lui sert d'appui et de tuteur sur toute sa longueur. Si le membre blessé ne s'étend pas très bien, on tire lentement et sans brusquerie sur le pied pour l'étendre et l'appliquer exactement contre le membre sain ; on fixe alors solidement les deux membres ensemble en passant autour d'eux, et en plusieurs endroits, des liens quelconques : bretelles, ceintures, mouchoirs, cravates (fig. 8).

L'immobilisation du membre fracturé est rendue plus parfaite, en disposant le long de la jambe malade une ou deux attelles (tiges de bois, petites branches), enveloppées avec un linge et par-dessus lesquelles on passe les liens qui entourent les deux membres.

FRACTURES COMPLIQUÉES

Un des fragments de l'os cassé a percé la peau.

Avant d'employer un des moyens cités plus haut pour immobiliser le membre cassé, on lave la plaie comme une plaie ordinaire avec de l'eau bouillie, et on place dessus quelques compresses bouillies.

Chapitre III. — CONTUSIONS, ENTORSES ET LUXATIONS

CONTUSIONS

Il y a contusion quand un coup, un choc, une pression quelconque plus ou moins forte écrase les tissus soit en les déchirant, soit sans produire la moindre plaie.

Quand les tissus sont déchirés, on les soigne comme une plaie ordinaire avec de l'eau bouillie et des compresses bouillies.

S'il n'y a pas de plaie on applique des compresses trempées dans de l'eau froide ou on plonge le membre ou la partie du membre contusionné dans de l'eau froide pendant une demi-heure.

Quand c'est le tronc, la poitrine qui ont reçu le coup, on enlève tout ce qui gêne, et on couche le malade en le laissant dans l'immobilité; sur l'endroit contusionné on place des compresses trempées dans de l'eau froide.

ENTORSES OU FOULURES

C'est un mouvement forcé d'une jointure, sans qu'il y ait déboîtement.

On plonge la jointure malade dans de l'eau froide pendant une demi-heure à une heure, s'il s'agit de jointures pour lesquelles cela est possible. Sur les autres jointures on applique des compresses trempées dans de l'eau froide en les renouvelant à mesure qu'elles s'échauffent. Et on laisse la jointure dans le repos le plus complet.

LUXATIONS

C'est un mouvement forcé d'une jointure qui s'accompagne de déplacement entre les os de la jointure. On dit aussi que le membre est déboîté ou démis. La luxation est assez difficile à reconnaître par une autre personne qu'un médecin.

Il faut éviter tout mouvement et surtout ne pas essayer de remettre les membres en place ; on met tout simplement le membre dans la position la plus commode, la moins douloureuse pour le blessé et, pour l'immobiliser, on se sert à peu près des mêmes moyens que ceux employés pour les fractures.

On peut recouvrir la jointure de compresses trempées dans de l'eau froide pour diminuer la douleur.

Chapitre IV. — BRULURES

En présence d'un individu dont les vêtements ou les cheveux sont enflammés, le plus pressé est de le préserver en l'enroulant dans une couverture, un manteau, etc., afin d'étouffer et d'éteindre la flamme.

Pour les **Brûlures du 1er degré** où la peau n'est que rouge et douloureuse sans cloques ou gonfles, on applique des compresses trempées dans de l'eau froide en ayant soin de les renouveler à mesure qu'elles s'échauffent. On peut appliquer aussi un peu d'huile ordinaire.

Pour les **Brûlures du 2e degré**, où la peau présente des cloques comme si on avait placé un vésicatoire, il faut bien faire attention de ne pas déchirer ni arracher cette peau qui est soulevée. On enlève les habits avec précaution en les décousant ou en les coupant, précisément pour ne pas entraîner avec eux cette peau qui pourrait y être collée. On lave avec de l'eau bouillie froide ; on perce pour les ouvrir, les cloques avec une épingle ou des ciseaux qu'on fait passer quelques secondes sur la flamme d'une lampe à alcool ou d'un foyer, ou qu'on a mis bouillir dans de l'eau pendant cinq minutes.

On graisse ensuite très largement toutes les parties malades avec de l'huile très propre qu'on fera bien, pour la stériliser, de faire chauffer au bain-marie, quand on le pourra, pendant une demi-heure ; et l'on recouvre avec des compresses bouillies bien exprimées et froides.

Souvent quand les brûlures sont étendues, le malade est très affaibli, et l'on est obligé de relever ses forces en lui donnant des excitants comme du café, du champagne, des boissons gazeuses.

Chapitre V.
MORSURES D'ANIMAUX VENIMEUX

1° **Morsures d'animaux enragés** (Chien, Cheval, Chat, etc.).

On doit toujours se hâter, dès qu'on a des doutes au point de vue de l'animal, de prendre les mesures nécessaires pour que la personne mordue soit envoyée à l'Institut Pasteur (Paris, Lyon, Montpellier, Lille, Bordeaux, Marseille, Alger) où la rage est soignée par la méthode de Pasteur.

Mais il ne faut pas négliger les premiers soins à donner immédiatement et qui sont les suivants :

On presse la plaie en tous sens pour la faire saigner le plus possible et pour faire sortir la bave et on la lave fortement avec de l'eau ordinaire. On serre le membre au-dessus de la plaie pour arrêter l'invasion du poison dans le reste du corps. Puis, avec une tige de fer (tringle de rideau, lame quelconque, couteau, aiguille de bas) chauffée au rouge blanc, on brûle la plaie sur toute son étendue. Mieux vaut ne pas se servir dans ce but des autres substances ordinairement recommandées (acides, ammoniaque, etc.).

2° Morsures de Serpents, de Vipères. Piqûres d'Insectes. — On agit de la même façon.

Pour la piqûre des insectes, on enlève l'aiguillon quand il reste implanté dans la peau.

Dans tous ces cas, on rassure le blessé,

souvent très impressionné. On le couche dans un lit bien chaud et on lui donne à boire pour relever ses forces, du café, du thé et du rhum.

En résumé, dans toutes ces plaies envenimées, on cherche à arrêter l'invasion du venin ou virus en serrant le membre entre la plaie et le tronc ; on essaye de l'évacuer en lavant la plaie et en la faisant saigner ; et on le détruit en brûlant la plaie au fer rouge.

Chapitre VI. — ASPHYXIE ET RESPIRATION ARTIFICIELLE

L'asphyxie est l'arrêt momentané de la respiration. Elle est causée accidentellement : par la chaleur, par le froid, par manque d'air ou par air vicié, par exemple, chez les personnes qui ont été comprimées (dans une foule, un éboulement, etc.), chez les noyés, les pendus, les étranglés, les gens surpris dans des fosses, des puits, des cuves contenant un air vicié, ou dans des endroits clos où se dégagent du gaz d'éclairage ou des vapeurs de charbon.

L'asphyxié prend une teinte violette du visage et perd toute sensibilité.

En présence d'un semblable accident, on étend le blessé sur le sol ou sur une couverture, dans un endroit bien aéré; on le déshabille rapidement, mais avec précaution, au moins jusqu'à la ceinture. On ouvre la bouche dont on enlève avec le doigt ou un linge les souillures s'il y en a (terre, glaires). On tâche de desserrer les dents entre lesquelles on introduit un petit coin de bois; puis on attire la langue au dehors avec deux doigts entourés d'un linge et on la maintient autant que possible sortie de la bouche et sur un côté pour que l'air puisse entrer.

S'il s'agit d'un noyé, on l'incline de côté en tournant sa figure vers le sol et en lui soutenant le front pour faire écouler l'eau contenue dans sa bouche.

On frictionne le corps avec des linges; on flagelle le visage et la poitrine avec une serviette mouillée; on fait respirer un peu de vinaigre et on regarde bien si la respiration revient, c'est-à-dire si l'air entre dans la poitrine qu'on verra se soulever et s'abaisser. Tout cela a duré moins de temps qu'il n'en faut pour le lire. Si ces soins sont restés sans effet, on ne s'y arrête pas une seconde

de plus et on a recours à la respiration
artificielle, accompagnée si l'on est plus d'un,
des tractions rythmées de la langue qu'on
continuera pendant une ou deux heures.

La **respiration artificielle** a pour but de
faire rentrer mécaniquement l'air dans la
poitrine en la comprimant et en la dilatant

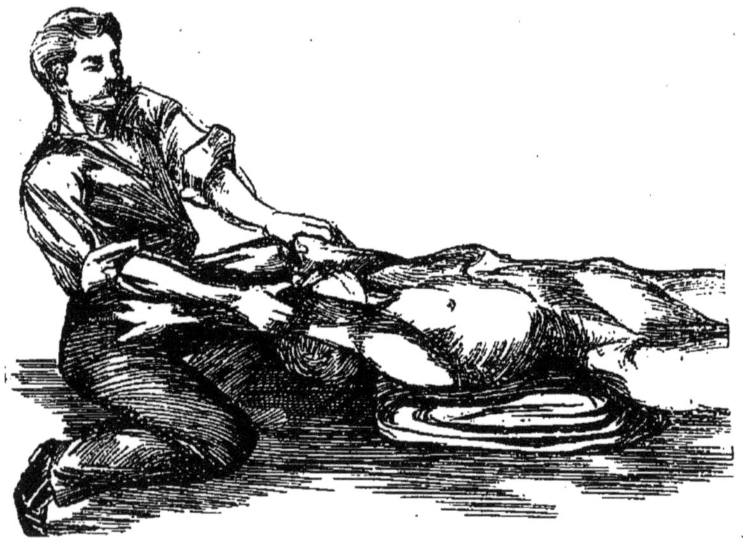

FIG. 9. — 1er Temps : Inspiration.

alternativement jusqu'à ce qu'elle respire
d'elle-même.

Le malade est couché sur le dos, les épaules
soulevées avec un coussin ou avec un rouleau
formé avec une couverture ou ses vêtements ;
la tête est donc pendante en arrière. On se place
derrière elle ; on saisit les deux bras au niveau

du coude, on les attire à soi pour les placer le long des deux côtés de la tête, et on les y maintient pendant une seconde. Ce mouvement, on le comprend, dilate la poitrine en tirant et relevant les côtes ce qui permet l'entrée de l'air dans la poitrine (inspiration) (fig. 9).

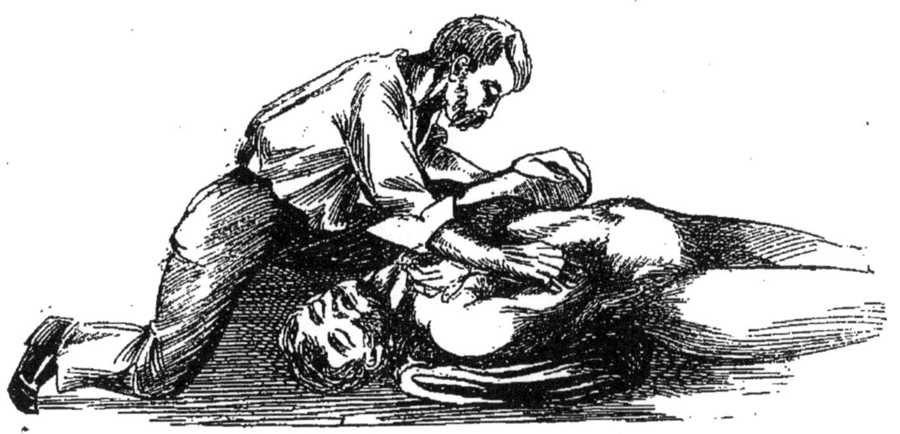

Fig. 10. — 2ᵉ Temps : Expiration.

Au bout d'une seconde, on ramène les bras sur les côtés de la poitrine qu'on comprime fortement avec eux, sans violence pendant une seconde. Ce 2ᵉ temps, on le comprend, chasse l'air de la poitrine en la comprimant[1] (expiration) (fig. 10).

[1] On se rend compte de l'effet produit en levant soi-même ses bras en l'air et en essayant d'aspirer. L'air entre facilement (inspiration). De même en rapprochant vigoureusement les coudes contre sa poitrine, on chasse l'air facilement (expiration).

Les deux temps ont duré trois à quatre secondes en tout environ, ce qui fait que le mouvement est répété quinze à vingt fois par minute (nombre de fois que nous respirons ordinairement).

En même temps qu'une personne se livre à cet exercice, une autre exécute **les tractions de la langue**. Elle saisit à l'aide d'un mouchoir la langue du malade et le plus loin possible pour avoir une bonne prise. A mesure qu'on élève les bras près de la tête (1er temps, inspiration) on tire la langue hors de la bouche pour que l'air pénètre le plus possible. Puis en même temps que les bras sont ramenés près de la poitrine pour la comprimer (2e temps, expiration) on laisse rentrer la langue. Ces mouvements de sortie et de rentrée de la langue se font régulièrement, posément, sans brusquerie mais avec énergie, comme les mouvements des bras qu'ils accompagnent, aussi nombreux les uns que les autres.

Deux personnes peuvent exécuter les mouvements des bras comme on le voit sur la figure 11 ; elles se placent chacune d'un côté et font simultanément ces mouvements.

A plusieurs, il est bon de compter un et deux pour scander chaque temps et marcher ensemble.

Dès que l'on voit que la poitrine se soulève d'elle-même pour une inspiration, c'est que la respiration naturelle est revenue. A ce moment, on suspend la respiration artificielle, on réchauffe le malade en le frictionnant avec

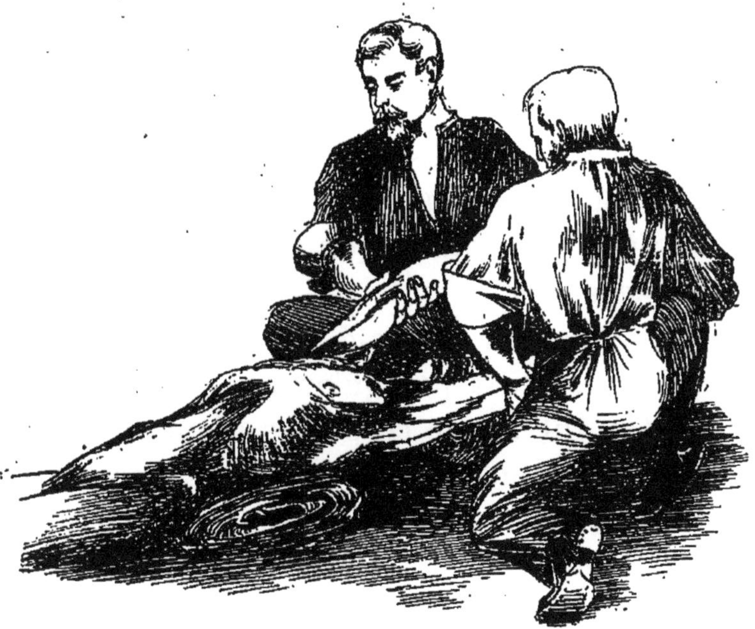

Fig. 11. — Deux personnes font les mouvements des bras pour la respiration artificielle.

des linges chauds, en l'enveloppant dans des couvertures chaudes, et en lui donnant à boire, dès qu'il peut le faire, des boissons chaudes, thé ou café, coupées avec de l'eau-de-vie ou du rhum.

Si la respiration s'arrêtait de nouveau, on reprendrait la respiration artificielle.

Asphyxie par la chaleur. — Insolation. — On couche le malade à l'ombre et au grand air, dans un endroit frais, la tête élevée ; on lui dégage le cou et la poitrine ; on lui place des linges trempés dans de l'eau froide sur la tête, sur la poitrine et on les change à mesure qu'ils s'échauffent. On fait la respiration artificielle et les tractions de la langue, si le malade ne respire pas. Puis quand il revient à lui, on lui fait boire une grande quantité d'eau froide et on le frictionne avec des linges secs.

Asphyxie par le froid. — Ce n'est que lentement, peu à peu qu'on ramène la chaleur. On fait sur le corps des frictions avec de la neige ou des linges trempés dans de l'eau très froide, et ce n'est qu'au bout d'un certain temps que l'on emploie une eau dégourdie, mais jamais chaude.

On enveloppe ensuite le malade dans des couvertures et on lui donne des boissons chaudes et excitantes : thé au rhum, vin chaud, café.

Chapitre VII.

PERTE DE CONNAISSANCE

1° **Apoplexie** (attaque, coup de sang).

Le malade tombe tout d'un coup, sans raison apparente ; il a la figure très rouge ou violette, il est dans la torpeur, souvent la respiration est bruyante et difficile, les membres sont faibles, paralysés, ou engourdis.

On couche le malade dans une chambre bien aérée, la tête élevée et découverte. On desserre les vêtements du cou et de la poitrine, et on lui met des compresses d'eau fraîche sur la tête.

2° **Syncope** (perte de connaissance, évanouissement).

Un individu est placé dans un endroit trop chaud, ou bien il a perdu beaucoup de sang, ou il a reçu un coup violent, surtout à la tête ou au ventre, ou bien aussi il a eu une émotion trop vive, ou a assisté à un spectacle impressionnant ; tout d'un coup il devient extrêmement pâle, il perd connaissance et s'abat à terre ; il ne sent plus rien, il

paraît mort : on dit qu'il a pris une syncope.

On laisse le malade étendu, au besoin la
tête plus basse que le reste du corps pour
tâcher de ramener le sang au cerveau. On
lui desserre rapidement ses vêtements ; on
donne de l'air en écartant les curieux et en
ouvrant les fenêtres. On tâche de le ranimer
en le souffletant à plusieurs reprises avec
un linge trempé dans de l'eau froide et en lui
faisant respirer du vinaigre. Et enfin, s'il ne
revient pas à lui, on lui fait la respiration
artificielle.

3° Epilepsie (Haut mal).

D'une façon absolument imprévue et subite,
le malade a poussé un cri, il a perdu connaissance et il est tombé comme foudroyé.
Pendant quelques minutes se produisent des
convulsions : les membres sont agités de
secousses. la langue mordue sort souvent de
la bouche d'où s'écoule une bave tachée de
sang, quelquefois le malade perd malgré lui
son urine. Après ces quelques minutes, il
pousse un profond soupir et reste souvent
endormi un long moment.

Il y a très peu de chose à faire pour le
spectateur de cette scène dramatique : simplement placer le malade de façon à ce qu'il

ne puisse se blesser ; glisser si l'on peut entre les dents un chiffon ou un bouchon pour qu'il ne se morde pas la langue, et rester près de lui en attendant la fin de l'accès.

Chapitre VIII. — EMPOISONNEMENTS

Quelqu'un vient d'absorber du poison.

Quel que soit le poison avalé, on cherche à le faire rejeter en faisant vomir le malade ; dans ce but on lui chatouille la gorge avec les doigts ou avec les barbes d'une plume. On lui donne ensuite à boire plusieurs verres d'eau tiède, puis d'eau mélangée de blanc d'œuf ou d'un peu de savon blanc, et enfin du lait en grande quantité. On tient le malade chaudement : on lui met des linges chauds sur le ventre et sur les membres.

On a soin de conserver le reste du poison avalé, s'il y en a encore, ainsi que les matières vomies par le malade, qui pourront servir au médecin pour la recherche du poison.

Chapitre IX. — TRANSPORT DU BLESSÉ

Il nous reste à dire deux mots sur la manière dont on s'y prend pour transporter un

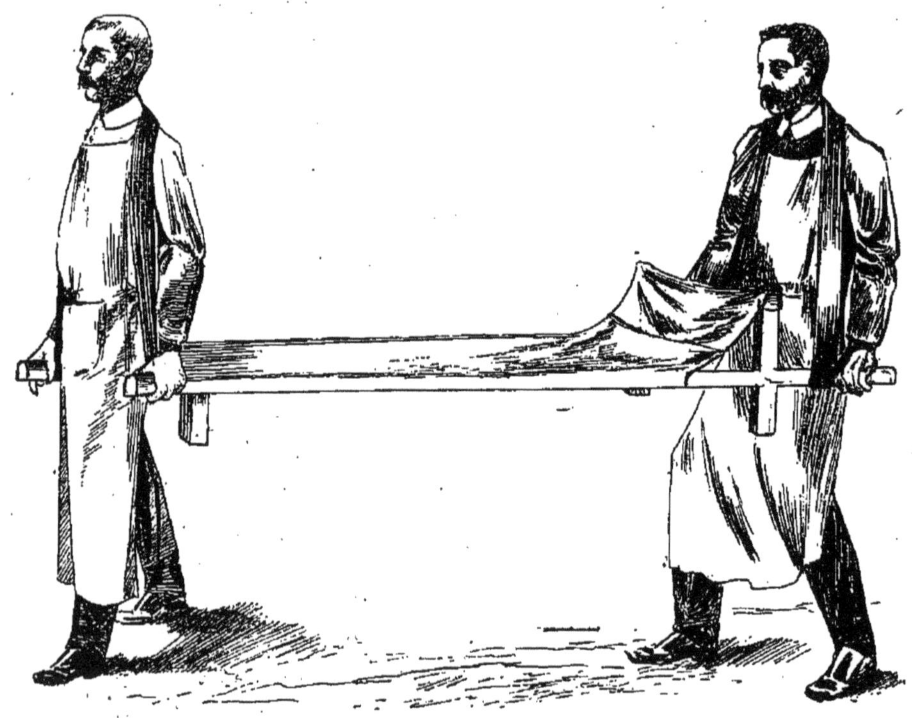

Fig. 12. — Brancard.

blessé chez lui où chez le médecin, dans le cas où cela est nécessaire. Ce transport doit toujours se faire lentement, sans rudesse, et en évitant tout mouvement brusque qui peut causer des souffrances et aggraver l'état du blessé.

1° Transport au brancard. — Le meilleur mode de transport est le brancard ; il est composé de deux tiges de bois allongées, parallèles, séparées par une toile qui y est fixée et sur laquelle le blessé s'étend (fig. 12).

Quand on ne possède pas de brancard, on peut parfois en improviser un, par exemple

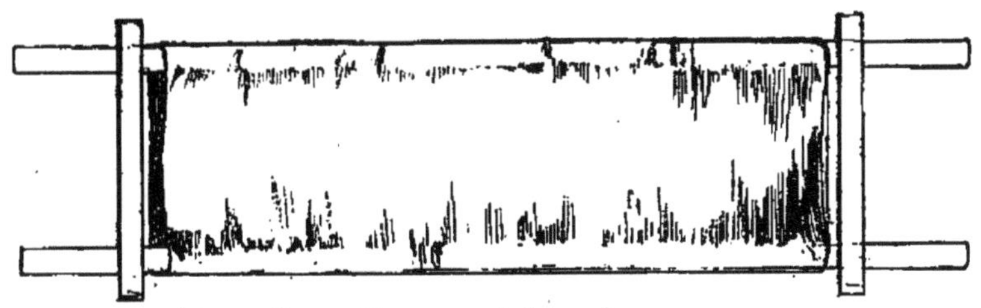

Fig. 13. — Brancard formé par un sac.

avec des perches (manches à balai, queues de billard, branches d'arbre), séparées soit par un sac ou une paillasse dont on a décousu les angles, soit par des vestons enfilés par les manches retournées en dedans et boutonnés, soit enfin par des cordes ou des courroies. Dans ces cas, on tient les perches écartées par des traverses rigides (fig. 13 et 14). On peut se servir aussi d'une chaise, de tapis, de couvertures, de draps, de civières, d'échelle large recouverte de planches, de portes, de volets

de fenêtre, de rallonges de table ; on garnit
ces objets de paille ou de vêtements.

Une fois le blessé sur le brancard, deux
porteurs le saisissent chacun à une extrémité
et le transportent en ayant soin de ne pas marcher au pas, et en évitant les secousses.

Dans un escalier la tête passe la pre-
mière si l'on monte, la dernière si l'on des-
cend. On fait tout le contraire s'il s'agit

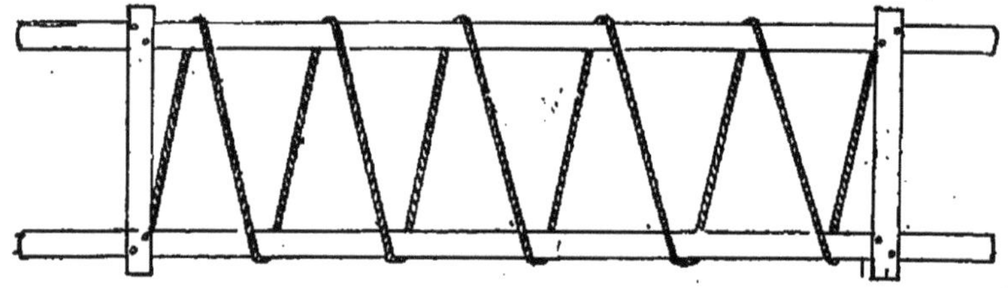

FIG. 14. — Brancard formé par des cordes.

d'une fracture de membres inférieurs : la tête
passe la dernière à la montée ; de cette
façon le poids du corps ne porte pas sur le
membre cassé.

2° **Transport à bras.** — Quand on n'a pas
de brancard ou qu'on ne peut pas en improviser un, les porteurs se servent de leurs
bras.

Si le porteur est tout seul, il transporte le
blessé soit dans ses bras, à la façon de la
nourrice qui porte son enfant, soit sur son

dos en le soutenant par les jambes en arrière,
à califourchon. La deuxième manière est
moins pénible ; mais il faut que le blessé
puisse s'aider.

S'il y a deux porteurs, ils peuvent transporter le blessé assis ou couché.

Le blessé est assis sur les mains entrelacées des porteurs qui constituent ainsi un
siège solide (fig. 15).

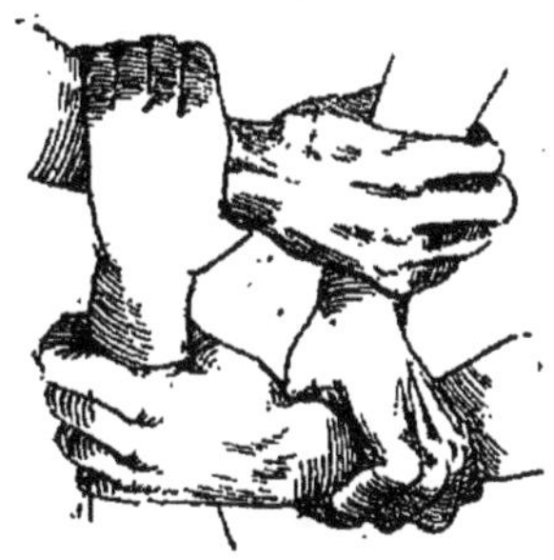

Fig. 15. — Le blessé est porté assis sur les mains
entrelacées.

Quand le malade a perdu connaissance,
qu'il ne peut pas s'aider, il est transporté
couché, et les porteurs se placent, soit un
de chaque côté du blessé, soit tous deux du
même côté, soit enfin l'un à la tête, l'autre
aux pieds, saisissant le blessé, le premier sous
les bras, le deuxième par les jambes entre
lesquelles il se place et qu'il emporte

comme une civière, en marchant le premier.
Dans tous les cas les deux porteurs ne mar-
cheront pas au pas.

TABLE DES MATIÈRES

Lyon. — Imp. A. REY, 4, rue Gentil. — 35145

119